BEI GRIN MACHT SICH IHR WISSEN BEZAHLT

Diabetes mellitus und der Einfluss einer Lebensstiländerung auf Entstehung und Verlauf

Jakob Rublé

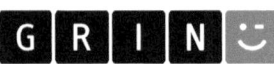

Bibliografische Information der Deutschen Nationalbibliothek:

Die Deutsche Nationalbibliothek verzeichnet diese Publikation in der Deutschen Nationalbibliografie; detaillierte bibliografische Daten sind im Internet über http://dnb.d-nb.de abrufbar.

ISBN: 9783346409287
Dieses Buch ist auch als E-Book erhältlich.

Druck und Bindung: Books on Demand GmbH, Norderstedt Germany
Gedruckt auf säurefreiem Papier aus verantwortungsvollen Quellen

Das vorliegende Werk wurde sorgfältig erarbeitet. Dennoch übernehmen Autoren und Verlag für die Richtigkeit von Angaben, Hinweisen, Links und Ratschlägen sowie eventuelle Druckfehler keine Haftung.

Das Buch bei GRIN: https://www.grin.com/document/1012717

Diabetes mellitus und der Einfluss einer Lebensstiländerung auf Entstehung und Verlauf

SEMINARARBEIT

an der

Universität Regensburg

Eingereicht am Institut für Sportwissenschaft
für das Seminar Bewegung in der Inneren Medizin und Onkologie

von: **Rublé**, Jakob
Regensburg, im März 2021

Inhaltsverzeichnis

Abbildungsverzeichnis *3*

1 Diabetes mellitus *4*

    1.1 Symptome, Epidemiologie und Pathophysiologie 4

    1.2 Insulin und seine Bedeutung für den Stoffwechsel 5

2 Typen des Diabetes mellitus *6*

    2.1 Diabetes mellitus Typ 1 6

        2.1.1 Ursachen 6

        2.1.2 Symptome 7

    2.2 Diabetes mellitus Typ 2 8

        2.2.1 Ursachen 8

            2.2.1.1 Diabetes mellitus Typ 2 mit Übergewicht 9

            2.2.1.2 Diabetes mellitus Typ 2 ohne Übergewicht 9

        2.2.2 Symptome 9

3 Diabetes mellitus und Ernährung *10*

    3.1 Lebensstil und Diabetes 10

    3.2 Diabetes und Gewicht 11

        3.2.1 Diabetes und Gewichtsreduktion 12

    3.3 Der Einfluss von Nikotin 12

4 Der Einfluss von Bewegung auf Diabetes *13*

    4.1 Effekte eines Bewegungsprogramms auf Diabetes mellitus Typ 2 13

    4.2 Disease-Management-Programme 14

        4.2.1 Bewegungsprogramme in Deutschland 14

    4.3 Kardiovaskuläre Belastbarkeit von Diabetikern 15

Fazit *16*

Literaturverzeichnis *17*

Abbildungsverzeichnis

Abbildung 1 Risiko einer Vererbung in Zusammenhang mit dem Verwandtschaftsgrad. 6

1 Diabetes mellitus

Die Zuckerkrankheit Diabetes mellitus ist eine der häufigsten
Zivilisationskrankheiten unserer Gesellschaft. Er wird auch als eine Gruppe von
Stoffwechselkrankheiten beschrieben, deren gemeinsamer Befund ein chronisch
erhöhter Blutzuckerspiegel ist. Diabetes entsteht entweder durch einen Mangel am
Hormon Insulin oder eine verminderte Insulinwirkung.

1.1 Symptome, Epidemiologie und Pathophysiologie

Häufige Symptome des Diabetes mellitus sind Polyurie (erhöhte Urinausscheidung),
Polydipsie (vermehrtes Durstgefühl), schneller Gewichtsverlust oder verschiedene
Formen einer diabetischen Ketoazidose (Stoffwechselentgleisung). Diabetes mellitus
kann aber auch weitgehend symptomfrei verlaufen und bleibt deshalb häufig lange
unbemerkt.[1] Alleine in Deutschland sind mit ca. 7-9% der Bevölkerung über sieben
Mio. Menschen Diabetiker, die Tendenz ist klar steigend.[2] Die Namensgebung
kommt aus dem Griechischen und bedeutet „der honigsüße Fluss". Dies weist darauf
hin, dass der Urin der erkrankten eine hohe Zuckerkonzentration hat.[3]

Einerseits beeinträchtigt Diabetes mellitus den Zuckerstoffwechsel aufgrund des
erhöhten Blutzuckerspiegels, auf der anderen Seite wird auch der Fettstoffwechsel in
Mitleidenschaft gezogen. Das liegt am fehlenden oder nicht ausreichend wirkenden
Insulin, was die Triglyceridwerte, also den Blutfettwert, steigen lässt. Dadurch steigt
das Risiko der zusätzlichen Entwicklung einer Gefäßerkrankung.

Diabetes mellitus konnte erst ab dem Jahr 1923 richtig behandelt werden, da in
diesem Jahr durch Frederick Banting und Charles Best das Hormon Insulin als
ausschlaggebender Grund für die Erkrankung erkannt wurde. Bis dahin verlief
Diabetes oft tödlich.[4]

[1] Vgl. Harreiter, J., Roden, M., 2019, S. 7.
[2] Vgl. https://www.aerzteblatt.de/archiv/187959/Diabetes-mellitus-Inzidenz-und-Praevalenz-steigen-in-Deutschland Stand 6.3.2021.
[3] Vgl. Schneider, H. J., Jacobi, N., Thyen, J., 2020, S. 158.
[4] Vgl. Groß, M., 2001, S. 25.

1.2 Insulin und seine Bedeutung für den Stoffwechsel

Insulin erhielt seinen Namen vom Ort, wo es produziert wird: den Langerhansschen
Inseln. Diese liegen in der Bauchspeicheldrüse.
Es ist das einzige Blutzuckersenkende Hormon im Körper und gemeinsam mit
Glucagon dafür zuständig, dass der Blutzuckerspiegel im nüchternen Zustand in
einer bestimmten Höhe bleibt. Ein hoher Blutzuckerspiegel führt zu einer verstärkten
Freisetzung von Insulin aus der Bauchspeicheldrüse. Das Insulin wirkt dabei wie ein
Schlüssel, welcher die Muskel- und Fettzellen für Glukose (Zucker) öffnet. Dadurch
kann Zucker aus dem Blut in die Zellen aufgenommen werden und die Folge darauf
ist ein sinkender Blutzuckerspiegel.

Beim Diabetiker produziert die Bauchspeicheldrüse entweder kein oder zu wenig
Insulin. Dadurch steigt der Blutzuckerspiegel und der Zucker kann in den Zellen
nicht in Energie umgewandelt werden. Bei einem Gesunden erkennt der Körper,
dass zu viel Blutzucker vorhanden ist und schüttet daraufhin Insulin aus, damit der
Zucker im Blut wieder sinkt.

Die Rolle von Insulin innerhalb des Stoffwechsels ist vielseitig. Sowohl die
Muskulatur, das Fettgewebe, als auch die Leber sind bei der Aufnahme und
Verwendung von Glukose auf Insulin angewiesen. Insulin begünstigt den
Glukosetransport zu den Zellen und regt in der Leber und in den Muskelzellen
Enzyme an, welche Glukose verbrennen und diese in Glykogen umwandeln. Erhöhte
Insulinwerte begünstigen das Anlegen von Fett und verhindern gleichzeitig den
Fettabbau und enthält Enzyme, welche für die Umwandlung von Glukose in Fett
erforderlich sind. Außerdem fördert es die Bildung von Eiweißen, da es die
Aufnahme von Aminosäuren in die Zellen unterstützt. Insulin hat also einen
Wachstumsfördernden Effekt. [5]

Die Folge einer mangelnden Insulinwirkung oder einer fehlenden Produktion ist die
Stoffwechselerkrankung Diabetes mellitus, welche sich in zwei Typen unterscheidet.
Auf diese wird im folgenden Kapitel näher eingegangen.

---

[5] Vgl. Hürter, P., Lange, K., 2001, S. 39ff.

2 Typen des Diabetes mellitus

Bei Diabetes mellitus unterscheidet man zwischen Typ 1 und Typ 2. Im kommenden Kapitel möchte ich etwas näher auf diese beiden Formen eingehen.

2.1 Diabetes mellitus Typ 1

Diabetes Typ 1 entsteht meist im Kindes-, Jugend oder frühen Erwachsenenalter. Die Ursache hierfür ist eine Autoimmunerkrankung, bei welcher Antikörper die Insulinproduzierenden Betazellen der Bauchspeicheldrüse zerstören. Die Krankheitszeichen sind meist stark ausgebildet du treten innerhalb weniger Wochen plötzlich auf.

2.1.1 Ursachen

Die Erkrankung entsteht aufgrund von Genveränderungen oder verschiedenen Umweltfaktoren, welche zum Beispiel Infektionen umfassen. Eine Vererbung kommt innerhalb einer Familie jedoch verhältnismäßig selten vor.[6]

Die folgende Tabelle zeigt das Risiko einer Vererbung in Zusammenhang mit dem Verwandtschaftsgrad.

Verwandtschaftsbeziehung	Risiko für Typ-1-Diabetes
Kinder	
Mutter mit Typ-1-Diabetes	2–4%
Vater mit Typ-1-Diabetes	5–7%
Eltern mit Typ-1-Diabetes	20–40%
Geschwister	
eineiige Zwillinge	30–50%
sonstige Geschwister	5–7%

Abbildung 1 Risiko einer Vererbung in Zusammenhang mit dem Verwandtschaftsgrad.

Aus dieser Tabelle lässt sich schließen, dass neben genetischen- auch exogene Faktoren eine Rolle spielen, da die Prävalenz von Diabetes Typ 1 deutlich höher ist.

---

[6] Vgl. Scherbaum, W. A., Kolb, H., 2004, S. 26f.

Nahrungsmittelbestandteile (vorwiegend Proteine) und Viren scheinen bei exogenen Faktoren eine große Rolle zu spielen. Eine lange Stillzeit und eine proteinarme Ernährung wird als protektiv angesehen, da das Erkrankungsrisiko bei einer kuhmilchhaltigen Ernährung vor dem 3.-4. Lebensmonat steigt. Typ-1-Diabetes wird eng mit Zöliakie assoziiert, dadurch hat eine hohe Menge an Gluten aus Weizen bei einer entsprechenden genetischen Anfälligkeit eine krankheitsfördernde Wirkung.

Das Körpergewicht spielt im Vergleich zu Diabetes mellitus Typ 2 eine untergeordnete Rolle, die Patienten sind meist normalgewichtig. Das Problem bei Diabetes Typ 1 ist entweder eine ganz fehlende oder eine nicht ausreichende Insulinproduktion der Bauchspeicheldrüse. Die einzige Therapiemöglichkeit ist deshalb eine lebenslange Insulingabe. Eine Heilung ist nicht möglich.[7]

2.1.2 Symptome

Krankheitszeichen für Diabetes mellitus Typ 1 entstehen meist erst, wenn mehr als 90% der ß-Zellen vernichtet sind.[8] Erst dann treten Symptome einer Hyperglykämie mit Polydipsie, Polyurie und einem Gewichtsverlust auf. Durch den vorliegenden Insulinmangel entwickelt sich eine Stoffwechselentgleisung. Kennzeichnend für Diabetes Typ 1 sind daher Störungen des Kohlenhydrat-, Fett- und Eiweißstoffwechsels.

Der Kohlenhydratstoffwechsel begünstigt vor allem eine Hyperglykämie, also die krankhaft erhöhte Zuckerkonzentration im Blut. Diese äußert vor allem sich in den Krankheitszeichen Polyurie und Polydipsie.

Im Fettstoffwechsel wird durch den Insulinmangel ein Anstieg der freien Fettsäuren im Blut veranlasst. Dadurch entsteht neben einer Dyslipidämie, ein zu hoher Fettspiegel im Blut, eine ansteigende Ketonkörperproduktion.

Dies kann zu einer Ketoazidose führen. Symptome hierfür sind Appetitlosigkeit, Übelkeit oder Erbrechen. Eine Ketoazidose kann bis zu einem Verlust des Bewusstseins führen und wird deswegen auch „Diabetisches Koma" genannt.

---

[7] Vgl. Scherbaum, W. A., Kolb, H., 2004, S. 26.
[8] Vgl. Hien, P., Claudi-Böhm, S., Böhm, B., 2014, S. 24.

Im Proteinstoffwechsel wird durch den Insulinmangel eine katabole Stoffwechselsituation gefördert, welche sich durch Muskelschwäche, Abgeschlagenheit und einer Schwächung des Immunsystems und daher einer Häufung von Infekten bemerkbar macht.

Der für Diabetes mellitus Typ 1 kennzeichnende Gewichtsverlust entsteht durch eine Kombination von Polyurie, Lipidfreisetzung und Katabolismus.

Der Krankheitsverlauf verläuft bei Kindern schneller als bei Jugendlichen oder Erwachsenen.[9]

2.2 Diabetes mellitus Typ 2

Etwa 90% der Diabetiker sind an Diabetes mellitus Typ 2 erkrankt, die Entstehung findet meist erst im Erwachsenenalter statt. Da die Insulinwirkung durch eine Zunahme des Alters nachlassen kann, steigt dadurch das Diabetes Typ 2 Risiko.

2.2.1 Ursachen

Die Ursache für Diabetes Typ 2 unterscheidet sich deutlich von Diabetes Typ 1. Typ-2-Diabetes entsteht meist durch Übergewicht im Zusammenspiel mit Bewegungsmangel. Jedoch ist auch hier eine Vererbung möglich. Wenn beispielsweise beide Elternteile an Diabetes Typ 2 erkrankt sind und monozygote Zwillinge bekommen, liegt die Koinzidenz einer Erkrankung bei den Kindern bei 90%. Ein Verwandter ersten Grades eines Typ 2 Diabetikers hat ein 5- bis 10faches Risiko ebenfalls zu erkranken.[10]

Die Krankheitszeichen entwickeln sich schleichend und machen sich oft kaum bemerkbar. Innerhalb einer Familie kommt Diabetes Typ 2 häufig vor, dies lässt sich aus den ähnlichen Gewohnheiten in Bezug auf Ernährung und Bewegung schließen.

Im Anfangsstadium ist die Insulinproduktion meist erhöht, das Problem hierbei ist, dass die Bauchspeicheldrüse ab einem gewissen Punkt nicht mehr ausreichend Insulin produzieren kann. Der Körper entwickelt eine sogenannte Insulinresistenz, hier reagieren die Körperzellen nicht mehr ausreichend auf Insulin.[11]

---

[9] Vgl. Schatz, H., Pfeifer, A. F. H., 2014, S. 62f.
[10] Vgl. Schatz, H. Pfeifer, A. F. H., 2014, S. 109.
[11] Vgl. Waldhäusl, W., Roden, M, 2004, S. 37.

2.2.1.1 Diabetes mellitus Typ 2 mit Übergewicht

Beim Diabetiker mit vorherrschendem Übergewicht ist das Krankheitsbild komplex. Neben der Diabeteserkrankung wird auch von einer Hypercholesterinämie bzw. Dyslipoproteinämie, einem arteriellen Hypertonus und dem in der Regel starken Übergewicht ausgegangen.

Oft besteht auch ein Zusammenhang mit Arteriosklerose oder einer peripheren arteriellen Verschlusskrankheit. Die Folge von Typ-2-Diabetes ist eine gestörte Glukosetoleranz, welche mit Hyperglykämie einhergeht.[12]

2.2.1.2 Diabetes mellitus Typ 2 ohne Übergewicht

Diabetes mellitus Typ 2 gibt es auch ohne Zusammenhang mit Übergewicht. Hier wird davon ausgegangen, dass die Insulinproduktion gestört ist. Diese Diabetiker werden neben der normalen Diabetiker-Diät mit oralen Antidiabetikern oder einer Insulingabe behandelt.

Im Vergleich zu Diabetes Typ 1, ist bei Typ 2 eine vollständige Heilung möglich. Dies gestaltet sich aus einer Reduktion des Gewichts, einhergehend mit einer sinkenden Insulinresistenz und einer verbesserten Zuckerstoffwechsellage.[13]

2.2.2 Symptome

Im Gegensatz zu Typ-1-Diabetes, welcher ausgeprägte Symptome wie Abgeschlagenheit, Gewichtsverlust, starkem Durst oder Polyurie hervorruft, verläuft die Diagnose von Diabetes mellitus Typ 2 meist langsam.

Ein Teil der Betroffenen leidet an einer diabetesspezifischen Symptomatik, der Großteil jedoch bekommt Diabetes Typ 2 als Zufallsdiagnose im Rahmen anderer Erkrankungen (Adipositas, Hypertonus).[14]

---

[12] Vgl. Waldhäusl, W., Roden, M., 2004, S. 37.
[13] Vgl. Waldhäusl, W., Roden, M., 2004, S. 36f.
[14] Vgl. Liebl, A., Martin, E., 2005, S. 11.

3 Diabetes mellitus und Ernährung

Vor allem in den westlichen Industrienationen hat sich der Lebensstil stark verändert und die Übergewichtigkeit innerhalb der Bevölkerung nimmt immer stärker zu. Dies entsteht vor allem aus einer Kombination von Überernährung, Fehlernährung und einem Mangel an Bewegung im Alltag. Übergewicht wird mit einem BMI im Bereich von 25-29,9 beschrieben, von Adipositas spricht man ab einem BMI von 30. Alleine in Deutschland ist nach diesen Kriterien in etwa die Hälfte der Bevölkerung übergewichtig. In Bezug auf Diabetes liegt eine lineare Beziehung zwischen dem Körpergewicht und der Erkrankungsrate an Diabetes mellitus Typ 2 vor.[15]

3.1 Lebensstil und Diabetes

In einer Studie von Van Dam und Kollegen (2002) wurden bei 42504 Männern im Alter von 40-75 Jahren, welche im Gesundheitsbereich arbeiten und bisher ohne koronare Herzerkrankung oder Anzeichen eines Karzinoms waren, Ernährungsanalysen durchgeführt.[16]

Nach einem Score System wurden zwei Ernährungsprinzipien quantifiziert:

- gesundheitsbewusste Ernährung: hoher Anteil an Gemüse, Obst, Hülsenfrüchten, Vollkornprodukten, Fisch und Geflügel

- „westliche Ernährung": viel rotes und verarbeitetes Fleisch, verarbeitete Getreideprodukte in Kombination mit häufigem Konsum von Pommes frites, fetthaltigen Milchprodukten und Süßigkeiten

Gleichzeitig wurden auch die körperlichen Aktivitäten und das Körpergewicht erfasst.

Personen, welche sich stark an den westlichen Ernährungsplan hielten und gleichzeitig eine niedrige körperliche Aktivität vorwiesen, hatten ein etwa doppelt so hohes Risiko innerhalb von 8 Jahren an Diabetes Typ 2 zu erkranken.

---

[15] Vgl. Gohlke, H., 2005, S. 311.
[16] Van Dam, R. M. et al., 2002

Wenn diese Personen gleichzeitig übergewichtig (BMI >29) waren, dann war das
Diabetes-Risiko innerhalb von 8 Jahren im Vergleich zur Gruppe, welche einen BMI
<25 hatte und sich nur im geringen Maße „westlich" ernährt, 11-fach erhöht.
Personen, die sich sehr gesundheitsbewusst ernährte, hatten 30% weniger
kardiovaskuläre Vorfälle als der westliche Gegenpart. Diejenigen, die sich an die
westlichen Ernährungsprinzipien hielten, hatten ein 64% erhöhtes Risiko im
Vergleich zur Gruppe, welche sich im Mittelfeld bezüglich der
Ernährungsgewohnheiten befand.

Aus diesen Analysen kann man schließen, dass der westliche Ernährungsstil in
Kombination mit Bewegungsmangel und Übergewicht mit einem deutlich erhöhten
Risiko an Diabetes Typ 2 zu erkranken oder kardiovaskuläre Ereignisse zu erleiden,
einhergeht. [17]

3.2 Diabetes und Gewicht

Wie bereits erläutert begünstigt Übergewicht die Entwicklung von Diabetes mellitus
Typ 2. In der Studie „Nurses Health Study" von Colditz et. al (1990) wurde gezeigt,
dass Frauen mit einem BMI von 32 ein etwa 28-faches Diabetes-Risiko haben, bei
einem BMI von 35 steigt es auf das 58-fache.
Das höchste Diabetesrisiko im Beobachtungszeitraum hatten Frauen, die
währenddessen am meisten Gewicht zunahmen. Bei Männern ergab sich die gleiche
Tendenz, jedoch war die Risikozunahme geringer. Ebenso relevant ist die
Erkenntnis, dass die Dauer des Übergewichts das Risiko weiter erhöht.[18]

---

[17] Vgl. Gohlke, H., 2005, S. 312f.
[18] Vgl. Colditz, G., Willet, W., Stampfer, M. et al, 1990, S. 501-513.

3.2.1 Diabetes und Gewichtsreduktion

Eine Gewichtsreduktion ist notwendig, um Typ-2-Diabetes zu bekämpfen, deshalb ist es einer der wichtigsten Inhalte des Diabetes-Typ 2-Managements.

Eine Gewichtsreduktion lässt sich durch zwei Grundpfeiler erreichen:

- eine negative Kalorienbilanz

- zusätzliche körperliche Aktivität

Das größte Problem hierbei ist die Umsetzung, da jahrzehntelang entwickelte Lebensgewohnheiten schwer zu ändern sind. Ungesunde Lebensmittel mit einer hohen Kaloriendichte sind vom Patienten häufig sehr geschätzte Kalorienquellen. Die Nahrungszufuhr wird oftmals durch Emotionen und Gewohnheiten gesteuert, deshalb resultiert die kontrollierte Reduktion der Nahrungsaufnahme häufig nur in einer kurzzeitigen Gewichtsreduktion.

Eine Ernährungsumstellung auf einen niedrigen Fettanteil begünstigt das Absenken des LDL-Cholesterins und der Triglyceride, aber auch zu einem sinken des HDL-Cholesterins. Dieses kann jedoch durch eine Steigerung der körperlichen Aktivität wieder erhöht werden. Durch eine Gewichtsreduktion wird daraufhin die Diabetes-Stoffwechselsituation stark verbessert, einhergehend mit der allgemeinen Lebensqualität. Daher lässt sich die Reduktion des Körpergewichts als erfolgreiche Komponente in der Therapie des Diabetes mellitus beschreiben.

3.3 Der Einfluss von Nikotin

Obwohl Nikotin keinen direkten Einfluss auf den Verlauf von Diabetes hat, wird es sehr nahe mit kardiovaskulären Erkrankungen in Verbindung gebracht.
Das Risiko eines Diabetes-Patienten besteht darin, dass das erhöhte Ausgangsrisiko einer kardiovaskulären Erkrankung durch das Rauchen nochmals um das doppelte erhöht wird. Bei unter 55-Jährigen ist das Risiko für einen Herzinfarkt sogar um das 3-fache erhöht.[19]

---

[19] Vgl. Rosenberg, L., Kaufman, D. W., Helmrich, S. P., Shapiro, S., 1985.

4 Der Einfluss von Bewegung auf Diabetes

Bewegung ist der zentrale Baustein in der Therapie von Diabetes Typ 2. Durch zahlreiche Studien konnte der positive Effekt von körperlicher Aktivität nachgewiesen werden. Im kommenden Kapitel möchte ich auf drei davon näher eingehen.

4.1 Effekte eines Bewegungsprogramms auf Diabetes mellitus Typ 2

In Finnland[20] und den USA[21] wurden Studien durchgeführt, welche den Einfluss einer Lebensstiländerung auf die Diabetesentwicklung bei Risikopatienten erheben sollen.

Die Fragestellung lautete: kann durch eine Änderung des Lebensstils das Entstehen von Diabetes mellitus Typ 2 verhindert werden?

Die Probanden wurden in zwei Gruppen unterteilt, eine Kontroll- und eine Interventionsgruppe.

Die Kontrollgruppe führte ihren Lebensstil gleich wie bisher fort, während bei der Interventionsgruppe ein interdisziplinärer Ansatz gewählt wurde, bestehend aus:

- körperlicher Aktivität: es wurde davon ausgegangen, dass ohne diese die Diabetikerzahl in der Interventionsgruppe stark ansteigen würde

- einer Ernährungsumstellung: weniger Fette und weniger Kohlenhydrate

Die Ergebnisse dieser Studien sind sehr deutlich, denn die Diabetesrate in der Kontrollgruppe war 60% höher als in der Interventionsgruppe. Eine Studie der medizinischen Universität Wien von Haslacher und Kollegen (2019) konnte nachweisen, dass Antidiabetika nur in etwa halb so effektiv wie eine Lebensstiländerung sind. [22] Die Erkenntnis aus diesen Studien ist, dass Bewegung für Diabetiker die beste Medizin ist.

---

[20] Vgl. Tuomilehto, J., Lindström, J., Eriksson J. G. et al., 2001.
[21] Vgl. Knowler, W. C., Barrett-Connor, E., Fowler, S. E. et al., 2002.
[22] Vgl. Haslacher, H. et al., 2019, S. 813-820.

4.2 Disease-Management-Programme

Bei der Vielzahl an chronischen Erkrankungen werden mittlerweile häufig „Disease-Management-Programme" (DMP) angewandt.
Hierbei soll der Verlauf chronischer Erkrankungen durch Kommunikations-, Behandlungs- und Betreuungsprozesse milder vonstatten gehen. Diese DMP werden häufig mit Bewegungsprogrammen kombiniert.

Die Zielsetzung dieser Programme lautet:

- Trainieren: Durchführung eines diabetesspezifischen Ausdauer- und Kraftprogramms

- Erleben: Vermittlung von Elementen zur nachhaltigen Bindung an körperliche Aktivität („Durchhaltestrategien")

- Wissen: Vermittlung von Wissenselementen im Kontext von Diabetes und Bewegung

4.2.1 Bewegungsprogramme in Deutschland

Daraufhin wurde in Deutschland an neun Standorten die Wirksamkeit eines 10-wöchigen Bewegungsprogrammes an Diabetespatienten und Diabetes-Risikopatienten untersucht.[23]

Die Fragestellungen der Studie lauteten:

- Wie verändert sich die Lebensqualität?
- Wie verändert sich die Ausdauerleistungsfähigkeit?
- Wie verändert sich der BMI?
- Wie verändert sich der Umfang an allgemeiner körperlicher Aktivität im Alltag?

---

[23] Vgl. Huber, G., 2012, S. 242-247.

Die Resultate der DMP in Kombination mit einem Bewegungsprogramm ergaben bei Diabetespatienten eine starke Dekonditionierung des Zustandes, also eine Verbesserung des Wohlbefindens.

Bei der Risikogruppe konnte die Ausdauerleistungsfähigkeit verbessert werden. Außerdem konnten Risikopatienten ihre „körperliche Rollenfunktion" verbessern. Das bedeutet, dass diese ihren Alltagsaktivitäten besser nachgehen konnten. Eine weitere Erkenntnis war, dass der Großteil der Probanden im Vergleich zu davor auch außerhalb des Bewegungsprogramms eine erhöhte körperliche Aktivität nachweisen konnte.

4.3 Kardiovaskuläre Belastbarkeit von Diabetikern

Boulé und Kollegen (2003) untersuchten in einer Metaanalyse den Effekt eines aeroben Trainingsprogramms auf die kardiovaskuläre Belastbarkeit bei Diabetikern über 20 Wochen. Es wurde eine Trainings- und eine Kontrollgruppe bestimmt. In der Trainingsgruppe konnten die Probanden eine VO_2max Zunahme von 11,8% bewirken, in der Kontrollgruppe sank diese durchschnittlich um 1,0%. Diese Verbesserung war mit einer Verminderung des durchschnittlichen Blutzuckerspiegels, dem HbA1c, signifikant korreliert und konnte unabhängig von einer Körpergewichtsreduktion nachgewiesen werden.[24]

Eine weitere Metaanalyse von Boulé und Kollegen (2001), welche 14 Studien einschloss, ergab eine HbA1c-Reduktion von -0,8% durch eine 3-mal 50-minütige Bewegungssteigerung. In Kombination mit einer gesunden Diät konnte der Wert auf -0,9% verbessert werden.[25]

---

[24] Vgl. Boulé et. al, 2003.
[25] Vgl. Boulé et. al, 2001.

Fazit

Aus diesen Erkenntnissen lässt sich schließen, dass körperliche Aktivität und eine gesunde Ernährung positive Effekte auf Diabetes mellitus haben.

Eine Änderung des Lebensstils ist der größte Einflussfaktor in Bezug auf eine Zustandsverbesserung bei Typ 1-Diabetikern. Ebenso hat man die besten Chancen auf eine vollständige Heilung bei Diabetes mellitus Typ 2.

Außerdem konnte durch diverse Studien festgestellt werden, dass eine Entstehung von Diabetes mellitus durch einen gesunden Lebensstil weitestgehend verhindert werden kann. Das zeigt, wie wichtig es ist, auf sich und seinen Körper zu achten.

Literaturverzeichnis

Boule, N. G., Haddad, E., Kenny, G. P., Wells, G. A., Sigal, R. J. (2001). Effects of exercise on glycaemic control and body mass in type 2 diabetes mellitus: a metaanalysis of controlled clinical trials. Ottawa Ontario: JAMA.
Link: https://jamanetwork.com/journals/jama/article-abstract/194184

Boule, N. G., Kenny, G. P., Haddad, E., Wells, G. A., Sigal, R. J. (2003). Metaanalysis of the Effect of structured exercise training on cardiorespiratory fitness in type 2 diabetes. Ottawa Ontario: Diabetologia.
DOI: https://doi.org/10.1007/s00125-003-1160-2

Colditz, G., Willett, W., Stampfer, M. et al (1990). Weight as a risk factor for clinical diabetes in women, S. 501-513. American Journal of Epidemiology.

Gohlke, H. (2005). Lebensstil und Bewegung. In Meinertz, T., Rösen, P., Ziegler, D., Schömig, A., Tschöpe. D. (2005). Diabetes und Herz. S. 311-328. Heidelberg: Steinkopff.

Groß, M. (2001). Insulin – Hüter des Zuckerhaushalts. In Spektrum der Wissenschaft 1/2001, S. 25. Heidelberg: Spektrum der Wissenschaft Verlagsgesellschaft mbH.

Harreiter, J., Roden, M. (2019). Diabetes mellitus – Definition, Klassifikation, Diagnose, Screening und Prävention. Wien: Springer.
DOI: https://doi.org/10.1007/s00508-019-1450-4

Haslacher, H., Fallmann, H., Waldhäusl, C., Hartmann, E. Wagner, O. F., Waldhäusl, W. K. (2019). Obesity: outcome of standardized life-style change in a rehabilitation clinic. An observational study. In Diabetes, Metabolic Syndrome and Obesity: Targets and Therapy. Universität Wien. DOI: doi.org/10.2147/DMSO.S197495

Hien, P., Claudi-Böhm, S., Böhm, B. (2014). Diabetes 1x1, S. 14. Berlin Heidelberg: Springer.

Huber, G. (2012). Effekte eines spezifischen Bewegungsprogramms im Rahmen des DMP Diabetes mellitus Typ 2. In Bewegungstherapie und Gesundheitssport: Ausgabe 28, S. 242-247. Heidelberg: Thieme.

Hürter, P., Lange, K. (2001). Kinder und Jugendliche mit Diabetes. Medizinischer und psychologischer Ratgeber für Eltern, S. 39ff. Berlin Heidelberg: Springer.

Knowler, W. C., Barrett-Connor, E., Fowler, S. E. et al. (2002). Reduction in the incidence of type 2 diabetes with lifestyle intervention or Metformin. The New England Journal of Medicine.
Link: https://www.nejm.org/doi/10.1056/NEJMoa012512?url_ver=Z39.88-2003&rfr_id=ori:rid:crossref.org&rfr_dat=cr_pub%20%200pubmed

Liebl, A., Martin, E. (2005). Diabetes mellitus Typ 2: mit 13 Abbildungen und 13 Tabellen, S. 11. Bayreuth, Deggendorf, Kempten, München, Nürnberg, Regensburg, Rosenheim und Würzburg: Govi-Verlag.

Rosenberg, L., Kaufman, D. W., Helmrich, S. P., Shapiro, S. (1985). The risk of myocardial infarction after quitting smoking in men under 55 years of age. The New England Journal of Medicine. DOI: https://doi.org/10.1056/nejm198512123132404

Schatz, H., Pfeifer, A. F. H. (Hrsg.) (2014). Diabetologie Kompakt. 5. Auflage, S. 62f. Berlin Heidelberg: Springer.

Scherbaum, W.A., Kolb, H. (2004). Diabetes mellitus Typ 1: Ätiologie und Pathogenese. In Waldhäusl, W. K., Gries, F. A., Scherbaum, W. A. (2004). Diabetes in der Praxis, S. 26f. Berlin Heidelberg: Springer.

Schneider, H. J., Jacobi, N., Thyen, J. (2020). Diabetes mellitus - Zucker im Überfluss. In Schneider, H. J. et. al (2020). Hormone – ihr Einfluss auf mein Leben. Wie kleine Moleküle Liebe, Gewicht, Stimmung und vieles mehr steuern, S. 158. Berlin Heidelberg: Springer.

Tuomilehto, J., Lindström, J., Eriksson, J. G. et al. (2001). Finnish Diabetes Prevention Study Group: Prevention of Type 2 Diabetes Mellitus by Changes in Lifestyle among Subjects with Impaired Glucose Tolerance. The New England Journal of Medicine. Link: https://www.nejm.org/doi/full/10.1056/NEJM200105033441801

Van Dam, R. M., Rimm, E. B., Willett, W. C., Stampfer, M. J., Hu, F. B. (2002). Dietary Patterns and Risk for Type 2 Diabetes Mellitus in U.S. Men. Annuals of Internal Medicine. Link: https://pubmed.ncbi.nlm.nih.gov/11827496/

Waldhäusl, W., Roden, M. (2004). Diabetes mellitus Typ 2: Ätiologie und Pathogenese. In Waldhäusl, W. K., Gries, F. A., Scherbaum, W. A. (2004). Diabetes in der Praxis, S. 37. Berlin Heidelberg: Springer.

Quellen ohne Verfasser

Diabetes mellitus: Inzidenz und Prävalenz steigen in Deutschland. https://www.aerzteblatt.de/archiv/187959/Diabetes-mellitus-Inzidenz-und-Praevalenz-steigen-in-Deutschland Stand 6.3.2021

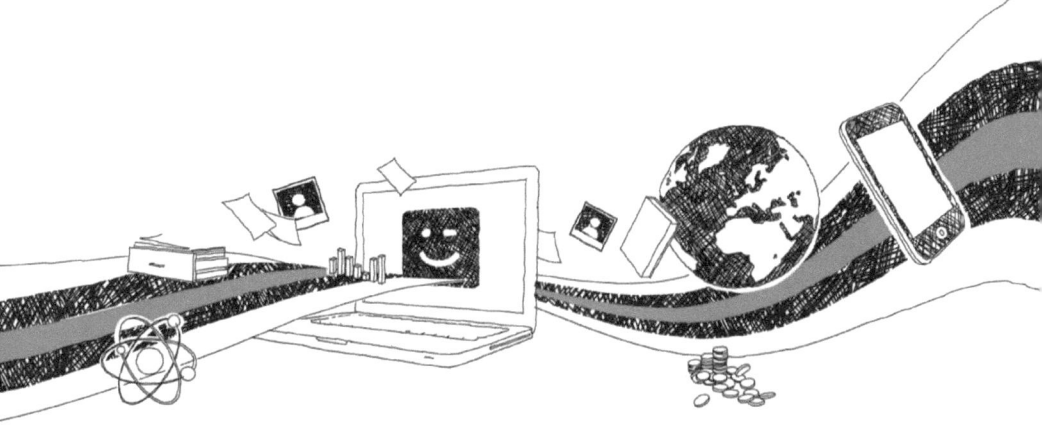
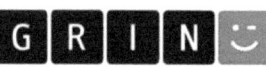